UN MOT

SUR

L'Homœopathie,

SUIVI DE PLUSIEURS OBSERVATIONS DE GUÉRISON ;

PAR

Claude-Henri Ricottier,

Docteur en Médecine.

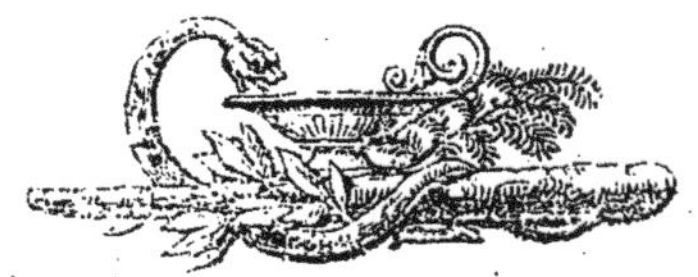

A LYON,

CHEZ LAURENT, LIBRAIRE, PLACE S.-PIERRE ;

ET CHEZ L'AUTEUR, RUE DE LA MARTINIÈRE,

Au coin de la rue des Bouchers.

1833.

Te 135
   8

UN MOT

SUR

L'HOMOEOPATHIE,

SUIVI DE PLUSIEURS OBSERVATIONS DE GUÉRISON;

PAR

Claude-Henri Ricottier,

DE LYON (RHÔNE),

Docteur en Médecine.

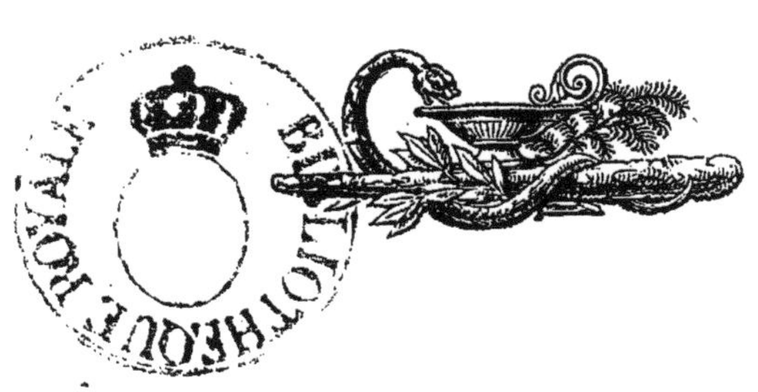

LYON.

IMPRIMERIE DE J. M. BOURSY,
RUE DE LA POULAILLERIE, N° 19.

MARS 1835.

MES JEUNES CONFRÈRES.

***

EN embrassant, en quelque sorte, une nouvelle croyance, j'ai cru devoir soumettre à mes jeunes confrères, mes anciens camarades d'étude, les raisons qui, formant ma conviction, me décident à abandonner sans retour la médecine du jour pour une méthode malheureusement trop peu connue, et qui, quoique encore dans l'enfance, procure cependant des adoucissemens certains à nos maux.

O mes amis! c'est vous que je choisis pour mes juges, vous seuls, parce que, joignant à un mérite jeune et vrai les cœurs les plus vertueux, vous êtes exempts de toutes souillures impures, produit de cette dégoûtante ambition qui flétrit, au milieu de l'or et des honneurs mêmes, les plus grands talens. Je me trompe, vous en avez une d'ambition,

une seule, celle d'être utile à vos semblables ; mais elle est sans restriction :
on ne peut la définir, que l'amour de
soulager.

Vous le savez, si je suis un fervent
croyant de l'Homœopathie, c'est que j'ai
une conviction intime, que tant de gens
n'ont ordinairement que du bout des lè-
vres. J'ai toujours tenu éloigné de moi, et
le vil charlatanisme, et la basse intrigue.
Le désir de gagner un peu plus d'ar-
gent ne sera jamais un mobile assez
puissant pour me faire jouer avec ma
conscience. Je l'espère donc, pour différer
d'opinion avec vous, pour suivre une
autre bannière que la vôtre, je ne per-
drai point le titre précieux que je tiens
de votre estime, celui de votre ami.

Un Mot

SUR

L'HOMŒOPATHIE.

Dans les sciences, et surtout en médecine, l'étude et l'observation sont tout, *ars tota in observationibus*, a dit *Baglivi;* cependant, a-vouons-le, combien n'a-t-on pas méprisé cette sentence au profit du trompeur raisonnement; que de mal ce dernier n'a-t-il pas engendré; que de médecins se sont laissés séduire par lui et ont négligé les sages leçons de l'expérience, pour courir après des théories fantastiques qui, ne pouvant paraître réelles que pendant le sommeil, fuient au réveil! *Guérir* d'abord, *raisonner* ensuite, voilà le véritable et premier but du médecin. On ne peut se dissimuler qu'il semble avoir été complètement perdu de vue dans la majorité des ouvrages publiés dans ces derniers temps, et qui, uniquement consacrés à l'anatomie pathologique, justifieraient, bien

mieux que les œuvres d'Hippocrate, le juge-
ment ironique *qu'ils n'étaient que des disserta-
tions sur la mort*, qu'en portait *Asclépiade* (1).

Pour arriver à faire le bien, il ne faut pas
se laisser circonvenir par ce que disent les autres : étudier, observer, pratiquer, marcher
seul et graduellement, voilà le conseil que je
donne aux amis de l'humanité qui, animés du
désir de soulager, voient, comme moi et tant
d'autres, combien la médecine de nos écoles
est éloignée du point que nous nous proposons
tous, la guérison : faire autrement serait dangereux. On ne passe pas impunément de la chaleur la plus excessive au froid le plus rigou-
reux ; de l'habitude contractée d'administrer les
médicamens à haute dose, à celle de les employer à des fractions les plus minimes.

Quant aux hommes qui, encroûtés dans leur
système, y voient le *nec plus ultrà* médical,
que m'importe. « Plus d'une fois, l'homme de
bien est ébranlé, en voyant des personnes dont
il estime les lumières, se refuser à des preuves
qui lui paraissent claires : c'est une pure illu-
sion. Ces personnes manquent d'un sens, et
voilà tout. Lorsque l'homme le plus habile n'a
pas le sens religieux, non-seulement nous ne

(1) M. Vacquié.

pouvons pas le vaincre, mais nous n'avons même aucun moyen de nous faire entendre de lui, ce qui ne prouve rien, que son malheur. Tout le monde sait l'histoire de cet aveugle-né qui avait découvert, à force de réflexions, que le cramoisi ressemblait infiniment au son de la trompette : or, que cet aveugle fût un sot ou un *saunderson*, qu'importe à celui qui sait ce que c'est que le cramoisi (1) ? »

De ce qu'il ne faut pas se jeter, de prime abord, corps et biens dans les bras d'une doctrine, il ne faut pas non plus, si elle est simple, claire, brève et facile, s'en tenir éloigné. M. Lordat (2), un de nos professeurs les plus distingués de l'école de Montpellier, pense que les médecins médiocres seuls s'empareront d'une telle méthode, parce qu'elle leur évitera, et des recherches et du travail. Le professeur que je viens de nommer a écrit cela, sans doute, dans des vues sages, pour avertir les jeunes médecins de la nécessité d'étudier, pour les prémunir contre cette multitude de systèmes qui, véritables fleurs éphémères, naissent et meurent en un jour : mais dire qu'une méthode est

(1) M. de Maistre, *Soirées de St.-Pétersbourg*, tome II, page 171.

(2) *Du Dialogisme oral*, par Lordat.

mauvaise parce qu'elle est dépourvue de ses raisonnemens trompeurs, qui ne paraissent vrais
qu'autant qu'ils sortent de la bouche d'un professeur dont l'élocution est brillante et facile,
c'est vouloir nous mettre complètement dans
l'erreur. La médecine par les semblables est
claire, facile, simple, vraie; et, je ne crains
pas de le dire, ce reproche qu'on lui adresse
d'un air jaloux est sans contredit son plus
beau triomphe. Depuis le père de la médecine homœopathique, jusqu'au dernier apôtre
de cette belle et utile méthode, il n'en est aucun qui n'ait étudié et approfondi ce que le
savant physiologiste de Montpellier nomme les
principes généraux conservateurs des canons.
Avant de songer à la médecine dont il est aujourd'hui le fondateur, l'illustre Hahnemann
avait déjà fait ses preuves dans la carrière médicale. Voici comment en parle le savant docteur Hufeland, premier médecin du roi de
Prusse (1) : « L'objet acquiert davantage d'im-
» portance encore, lorsque l'inventeur est un
» homme auquel nous ne pouvons pas refuser
» notre estime ; or, personne ne contestera que

_____

(1) Réflexions sur le système de l'homœopathie, par
Hufeland, *Journal complémentaire des sciences médic.*,
tome **24**, page **113**.

» **M.** Hahnemann ne soit dans ce cas, et, moins
» que tout autre. celui qui le connaît depuis
» long-temps, comme moi, qui suis lié avec
» lui depuis plus de trente ans par des rap-
» ports d'amitié et de littérature, et qui l'ai
» toujours regardé comme un de nos méde-
» cins les plus distingués, comme un homme
» doué de l'esprit le plus ingénieux et le plus
» original. Il est nécessaire encore de rappeler
» que la médecine lui doit un moyen de re-
» connaître la sophistication des vins; l'intro-
» duction du mercure soluble, que je consi-
» dère comme étant la plus active de toutes
» les préparations mercurielles, le préservatif
» contre la scarlatine, etc., et que, dans un
» grand nombre de ses précédens ouvrages,
» il a donné assez de preuves de sagacité phi-
» losophique et d'un rare talent d'observation.»
M. Hufeland lui-même, et les docteurs Bigel,
Messerchmid, etc., n'en sont pas non plus à
quêter une réputation qui leur est acquise à si
juste titre depuis longues années; le succès d'un
sectaire n'a point tourné la tête à de pareils
hommes : l'amour du vrai, la conscience les a
conduits à imiter un si grand maître.

En chirurgie, la maladie est la plupart du
temps visible : on peut détruire la cause, reje-
ter, extirper le brandon incendiaire qui pro-

duit et entretient les symptômes, et guérir ainsi les malades; mais en médecine, comment arriver aux organes intérieurs? que l'on prenne tous les instrumens nés et à naître, et on verra, quoi! rien. Les questions que l'on adresse aux malades mettent-elles sur la voie des causes? non; le plus souvent elles ne font qu'embarrasser davantage; les symptômes seuls pourraient éclairer, mais ils sont si trompeurs : tantôt cachés sous une forme, tantôt sous une autre, les causes se jouent du médecin, on croit tenir ce ce que l'on ne tient pas. La médecine réformée vous dit: Telle substance produit chez l'homme sain tels symptômes; administrez-la à petite dose chez l'homme malade qui présente des symptômes semblables, et vous le guérirez certainement. La substance ira droit au but, combattra par sa similitude la cause que vous ne pouvez trouver, et la détruira par sa force supérieure, résultat d'une dose minime; elle sera la plus forte, car je ne présume pas qu'il faille une forte dose de cause pour produire une maladie qui entraînerait au tombeau, si l'on n'y remédiait. Je me résume, le remède agit sur les symptômes; mais pour que ce fait s'accomplisse, il faut nécessairement qu'il agisse primitivement sur la cause. Je crois pouvoir l'avancer, le médicament agit sur la cause morbide, lui livre combat, et c'est alors qu'il y a aggravation du mal ; lorsqu'il l'a anéantie, il cesse son action. Sa durée ayant des bornes, tout revient à l'état ordinaire, et le malade se trouve ainsi guéri. La médecine homœopathique est-elle empirique? oui et non. Non, si on entend par ce mot le charlatanisme, cette soif chronique de voler, véritable maladie incurable qui dévore l'ignorant. Médecins homœopathes! amis des humains! nous l'éloignerons, car, s'il réussissait, il en serait fait de ce germe précieux que nous tenons à faire fructifier dans l'intérêt de tous. Oui, si l'on désigne ainsi des hommes qui, s'attachant spécialement à l'expérience, ne se servent pas de la méthode ordinaire de l'art, et ce n'est pas là, il faut en convenir, le plus mauvais côté de la doctrine; elle veut, avant de chercher à bâtir des hypothèses que la plupart du temps un souffle fait évanouir; elle veut, dis-je, être utile. Cela me rappelle l'éloge des médecins de la capitale, qu'un spirtuel auteur fait à l'occasion du choléra : « Il en faudra aussi pour les médecins (des » couronnes civiques), dans cette lutte géné- » reuse contre un secret meurtrier de la na- » ture; rappelons-nous, qu'à côté des victimes, » il s'est trouvé des martyrs. Les médecins, » d'ailleurs, ont agi avec courtoisie; ils ont

» attendu que la maladie se fût apaisée pour
» proposer leur doctrine, pour mettre au jour
» leurs débats et leur mode de traitement; ils
» ne se sont pas disputés sur le lit du mori-
» bond. Là, chacun suivant ses principes a
» travaillé de son mieux, et chaque méthode
» s'enorgueillit de ceux qu'elle a sauvés. »

Certes, cet éloge en vaut bien un autre : son-
geons à guérir; le malade ne demande que la
guérison, et ensuite nous raisonnerons. L'observation avait fait apprécier la spécificité de
certains médicamens dans certaines maladies;
mais ce n'était pas assez, il fallait non-seulement écouter la nature, l'étudier, attendre qu'on
pût la prendre sur le fait, mais encore la for-
cer, en quelque sorte, à se découvrir. Cette tâ-
che difficile était réservée au célèbre Hahnemann; provoquée par lui, elle s'est décidée à
rompre ce silence dédaigneux qui faisait notre
tourment. Les expériences tentées par le régé-
nérateur de la médecine ont eu de l'écho; des
hommes honorables et philanthropes n'ont pas
craint d'expérimenter sur eux. Honneur à eux-
mêmes! qu'ils jouissent de la récompense due à
des travaux si pénibles, en voyant la liste, si
courte alors, des spécifiques seuls et vrais maî-
tres des nombreux maux qui désolent nos ché-
tives et admirables machines, augmentée de la

connaissance de la véritable propriété d'une si grande quantité de médicamens que déjà, nous osons le dire, nous régnons despotiquement sur la plupart des maladies qui, jusqu'ici n'avaient trouvé, dans la médecine du jour, qu'une faible et timide ennemie.

De tels exemples et de telles raisons devaient, sinon décider de suite, du moins encourager à l'étude de la médecine réformée le médecin qui ne trouvait pas dans la médecine ordinaire tout le lucre que l'étude théorique avait semblé lui promettre. C'est ce qui est arrivé, j'ai étudié Hahnemann et j'ai observé l'effet de certaines substances chez l'homme à l'état normal, avant d'expérimenter sur l'homme malade; quelques cures, que je regarde comme merveilleuses, ayant été effectuées sous mes yeux, je fus convaincu que je ne pouvais faire que du bien en usant avec sagesse de cette doctrine. De-là datent mes premières observations homœopatiques, auxquelles je fais voir le jour pour la première fois. Quelques amans passionnés de la médecine des semblables me reprocheront peut-être d'avoir trop tâtonné, de ne pas avoir trouvé dans les observations des nombreux auteurs que je cite, ainsi que dans la petitesse des doses que cette médecine administre, toute la sécurité nécessaire pour l'emploi fixe de mes moyens : ce reproche, je l'accepte. Je n'ai jamais osé jouer avec la vie de mes cliens. L'instrument tranchant qui, dans les mains de l'homme qui sait s'en servir, est utile, devient dangereux dans celles d'un enfant. Ma faiblesse, mon isolement, mon inexpérience à manier les agens homœopathiques, devaient me faire redouter des insuccès, je le répète, voilà ma maxime : La vérité, toute la vérité, rien que la vérité; et, pour y arriver, aller seul et graduellement : blâmera qui voudra.

PREMIÈRE OBSERVATION.

Au mois de mai 1830, le nommé C****, propriétaire aisé de Millery, doué d'un caractère des plus doux, est atteint d'une folie que les parens du malade considèrent comme une fièvre cérébrale; depuis quelque temps cet homme est triste et rêveur, se plaint de douleurs de tête. Le jour où je suis appelé, le malade a l'imagination plus tourmentée; il croit entendre des sorciers, des voleurs qui, derrière sa tête, feraient un trou au mur pour s'introduire dans la maison; il souffre de la gorge; il demande à chaque instant qui lui fait du mal aux jambes.

On applique des sinapismes aux pieds; deux heures après, il est plus calme, accuse les prêtres de lui avoir donné un sort, puis se levant brusquement du lit, veut jeter par la croisée parens, amis. 12 *sangsues à l'anus.*

Le lendemain sa fureur augmente, extravagances plus ridicules. *Saignée au bras de quatre palettes, diète sévère, applications froides sur le front.*

Le troisième jour, le docteur Capony, dont la réputation médicale est très-étendue dans nos environs, et qui par son talent a su se concilier la confiance et l'estime de ses confrères, est invité à une consultation. *Saignée nouvelle, mélange de vingt grains de mercure doux avec la conserve de rose.*

Quatrième jour, tous les symptômes persistent, je prescris *quarante grains de mercure doux.*

Cinquième jour, *soixante grains de mercure doux,* continuation des autres moyens; le mal ne se calmant pas, les parens se décident à le faire conduire à l'hospice des fous de Lyon.

Quatre jours après le départ de mon malade, causant avec le docteur Faivre, un des médecins de l'hospice de l'Antiquaille, je lui fis part de mon étonnement (soixante grains de calomélas n'ayant produit aucune évacuation) : sa réponse fut qu'il avait administré chez des aliénés des purgatifs plus violens, sans obtenir un autre résultat que le mien ; il m'annonça également que notre individu étant calme et sage, il allait le faire sortir de l'établissement.

En février 1831, rechute, mêmes transports que la première fois ; emploi des moyens relatés plus haut, administration de la valériane en poudre. Malgré cela, le mal fait des progrès : forte saignée au bras, le malade tombe en syncope, les parens le croient mort, et m'accusent de l'avoir tué. Deux heures après, la fureur est aussi grande qu'avant la saignée ; le lendemain matin, désespérant d'obtenir, des moyens que je viens d'indiquer, un résultat satisfaisant, je tentai l'ellébore noir, tant vanté par les anciens dans la folie, et l'employai à la dose homœopathique, c'est-à-dire, en petite quantité, une goutte de la teinture dans un gros d'eau distillée. Un quart-d'heure après l'administration du remède, C**** devient plus furieux. Effrayé moi-même, je le lie dans son lit : en se débattant, il brise les ligatures, sort du lit, s'arme de son fusil et prévient qu'il va tirer (le fusil est vide) ; toute la nuit l'agitation est forte et continue ; il y a des strangulations, des tremblemens, parfois des syncopes, des crampes, des mouvemens convulsifs. Le jour suivant, le malade est calme, il a recouvré sa raison ; le flux alvin, que l'on n'avait pu obtenir jusque-là, se fait remarquer ; deux jours après, il taillait sa vigne.

Aucun doute chez le sujet qui fait l'objet de cette observation : la guérison est due à l'emploi de l'ellébore noir donné à une dose homœopathique. De quelle manière ce médicament a-t-il agi ? est-ce en dérivant l'irritation sur un autre organe ? Je ne le présume pas. Une irritation aussi forte peut être déplacée en tout ou en partie par un moyen dérivatif, mais elle n'est point perdue ; elle existe toujours sur le nouvel organe, où elle fait en quelque sorte élection de domicile ; quelquefois même l'on ne fait, en se conduisant ainsi, qu'ajouter à la maladie première un surcroît de maladie. Enfin, dans le cas où je parle, s'il y a eu métastase, si l'irritation a abandonné entièrement et franchement le premier organe où elle siégeait, pour se porter sur les intestins, il y aurait eu tous les symptômes d'une entérite, qui certainement ne se seraient pas éclipsés aussi promptement. Est-ce en produisant une forte secousse par l'intermédiaire des nerfs ? Cette idée serait plus vraisemblable que la première, si on admet

que la folie réside dans une irritation générale,
produit d'une irritation nerveuse; alors, *similia similibus sanantur*. Je ne veux rien préju-
ger, mon intention n'est pas de m'aventurer
dans le champ malheureusement trop vaste des
hypothèses : ce qu'il m'importe de savoir, c'est
que l'ellébore noir est un spécifique qui a agi
en produisant des symptômes semblables à ceux
de la maladie ; plus forts, ils ont anéanti les
symptômes morbifiques, et, résultat eux-mêmes
d'un médicament donné à petite dose, ils se
sont éteints en peu de temps. Personne ne ré-
voquera en doute l'emploi que faisaient les anciens de l'ellébore dans la folie, les guérisons
heureuses qui s'en sont suivies ; de même, personne ne dira que ce médicament ne produit
pas chez les individus sains, qui expérimentent
sur eux - mêmes, tous les symptômes appré-
ciables de la folie (1). Les auteurs de l'article
Ellébore du *Dictionnaire abrégé des sciences
médicales*, que rien ne me fait présumer homœopathes, énumèrent, en parlant des phénomènes étrangers à la vertu purgative de l'ellébore, la plupart des symptômes que l'on remarque dans la folie (2).

(1) Hahnemann, *Matière médicale pure*, page 233.
(2) *Dictionnaire abrégé des sciences médic.*, tome VI,
page 325.

DEUXIÈME OBSERVATION.

En février 1830, je fus appelé pour voir la femme du nommé Thibaudier, granger de M. Durand, propriétaire à Millery. Cette femme est d'une constitution faible et délicate, accouchée depuis six semaines; elle a une fièvre continue, que je pense due à la présence d'un abcès au sein, qui la fait souffrir beaucoup. *Application de cataplasmes avec la tête de pavot, la mauve et la mie de pain.* Quelques jours après, je pratique l'ouverture du dépôt, ce qui soulage beaucoup ma malade; mais la fièvre ne persiste pas moins; toutefois, en changeant de caractère, de continue elle devient intermittente tierce; en même temps que je prescris le régime le plus sévère, j'emploie mes potions avec le sulfate de quinine que j'ai souvent et heureusement administré. Voici cette préparation :

Sulfate de quinine . . . . 12 grains.
Eau de rabel . . . . 10 gouttes.
Après la dissolution ajoutez :
Eau distillée . . . . . . 4 onces.
Sirop de violettes. . . . 1 *id.*

à prendre par quart, de trois heures en trois heures, avant l'accès. Malgré cette médication,

2..

la maladie persistant quatre semaines encore,
je tentai, à l'exemple de savans professeurs,
l'arsenic à dose homœopathique. Cet essai fut
couronné du plus heureux succès; car, peu de
jours après, la malade fut débarrassée de sa fièvre; il ne restait plus qu'une petite fistule au
sein, qui disparut totalement au bout de peu de
temps, à l'aide du régime seulement.

TROISIÈME OBSERVATION.

Au mois de mai 1832, le sieur Jousseau,
membre du conseil municipal de la commune
de Lugny, chef-lieu du canton de ce nom (département de Saône-et-Loire), âgé de soixante
ans, vint me consulter pour une fièvre intermittente qui le fatiguait depuis plus de dix-huit
mois; il avait vu dans ce laps de temps cinq ou
six confrères qui, entre autres moyens, avaient
administré le quinquina en poudre, en décoc-
tion, le sulfate de quinine, sans, pour cela, avoir
soulagé le malade; la potion indiquée dans la
deuxième observation, est ordonnée; la fièvre
continuant, je me décidai à me servir de l'arsenic. Voici de quelle manière :

> Teinture arsenicale. . . . 4 gouttes.
> Eau distillée. . . . . 1 once.

que je fis prendre en quatre doses exactes pendant les quatre jours qui suivirent l'administration du médicament. Le malade se plaint d'avoir, tous les soirs, une fièvre beaucoup plus forte, des douleurs de tête, yeux larmoyans, soif ardente, bouche mauvaise, lassitude dans les membres, etc. Deux mois après, le sieur Jousseau vint me payer, m'assurant que depuis le quatrième jour qui avait suivi l'emploi de ma médecine, il ne s'était jamais mieux porté.

———

Jusqu'à MM. Gasc, médecin des hôpitaux de Dantzick, Fodéré, savant professeur de la Faculté de Strasbourg, l'un des médecins les plus distingués de notre siècle, on avait regardé, sinon comme dangereux (1), du moins comme téméraire, l'emploi à l'intérieur de l'arsenic ; tout au plus si l'on osait employer à l'extérieur, sur certains ulcères, les pâtes arsenicales ; cependant, je les ai vu employer de cette dernière manière, à l'Hôtel-Dieu de Lyon, par M. Mortier, alors chirurgien en chef de cet hospice, homme d'un grand talent, qu'une mort

(1) L'auteur de l'article *Arsenic* du *Dictionnaire des sciences médicales,* condamne, sans restriction, son emploi dans les maladies.

cruelle a enlevé, jeune encore, à la science et à l'humanité. M. Gasc (1) a employé, chef neuf individus, l'oxide blanc d'arsenic; sur six, ce moyen a réussi : il est vrai de dire, que quelques-uns ont éprouvé des rechutes. On remarque également cette particularité (les rechutes) dans le Mémoire du docteur Heim. M. Gasc a remarqué que ce médicament procurait plus ordinairement la guérison chez les individus lymphatiques, que chez les individus sanguins, l'hiver que l'été.

« M. Fodéré fait fondre un grain d'arseniate
» de soude dans seize onces d'eau distillée, et
» donne une once de cette liqueur matin et
» soir, de sorte que le malade prend par jour
» un huitième de grain d'arseniate; il est sou-
» vent parvenu de la sorte à guérir des fièvres
» d'accès, en continuant la dose pendant huit
» ou dix jours (2). »

Suivant le même praticien (3), l'effet principal et constant de ce remède est d'animer et d'exciter les solides, de rendre le pouls plus

(1) Rapports sur le service médical des hôpitaux de Dantzick, juin et septembre 1811.

(2) *Dictionnaire abrégé des sciences médicales*, ARSENIATE, page 152.

(3) *Journal complémentaire du Dictionnaire des sciences médicales*, septembre 1811, troisième cahier, page 227.

fréquent, plus soutenu, et, en général, de produire l'inverse des effets de la digitale pourprée; aussi les constitutions molles et muqueuses, les tempéramens cacochymes, les individus faibles et languissans, sont plus tôt guéris de la fièvre que les personnes robustes, d'un tempérament sanguin, et disposées à l'inflammation. Je me résume : dans les observations que je viens de citer, j'ai été conduit à l'emploi de l'arsenic par les observations de guérison de MM. *Gasc*, *Fodéré*, *Geizler*, *Haffner* et autres, et surtout par la méthode homœopathique. En effet, c'est elle qui faisait ma sécurité : peu versé encore dans cette méthode, je pensai qu'une aussi petite dose du poison le plus actif ne devait produire aucun accident fâcheux. Les savans dont je viens de parler ont eu des insuccès, il faut en convenir; mais je ne doute pas qu'ils eussent toujours obtenu les résultats les plus brillans, s'ils eussent employé l'arsenic pur et à des doses homœopathiques. Je ne puis définir la fièvre, qui ne peut l'être que par l'énumération de ses symptômes ; mais on conviendra, du moins, que l'on rencontre, dans beaucoup de maladies de ce genre, la plupart des symptômes que trace M. Fodéré, en parlant de l'effet de l'arsenic; on peut, du reste, sans crainte observer sur soi, et étudier Hahnemann parlant des effets purs de ce médicament-poison Voici la manière dont je prépare ma teinture ; elle diffère peu de celle de M. Hahnemann :

Arsenic pur . . . . , . 1 goutte,
Eau distillée. , ... 5 gros.

Je fais dissoudre, à la chaleur d'une bougie, mon arsenic dans une fiole à médecine dont le fond est plat. Après la dissolution, il me reste environ quatre gros d'eau arsenicale, auxquels j'ajoute : esprit de vin rectifié, quatre gros. Après avoir bien mélangé, je conserve pour l'usage.

QUATRIÈME OBSERVATION.

Le dimanche 27 mai 1832, on vint me chercher à l'heure du déjeûné, pour voir la jeune bonne de M. Thibert, ancien curé retraité, demeurant à Lugny, chef-lieu du canton, département de Saône-et-Loire. Cette jeune fille, âgée de dix-neuf ans, d'une figure assez agréable, est forte, replette, d'un tempérament nervoso-sanguin, ordinairement bien réglée ; elle se plaint de douleurs de tête, sa face est colorée par moment, les yeux sont vifs et brillans ; de la douleur au bas-ventre, du côté de la matrice, se fait remarquer ; il y a un sentiment de chaleur à la gorge ; la malade sent comme une boule qui monte et descend de l'abdomen au gosier. Je remarque l'affectation de cette jeune fille à me prendre la main, à me la serrer, puis à me la porter sur les points douloureux. Le matin on avait fait poser huit sangsues au haut des cuisses. Depuis quelque temps, cette jeune fille est d'une humeur sombre ou d'une extrême gaîté ; on présume qu'elle a pris froid le dimanche précédent, en dansant au son de la musette.

Infusion de feuilles d'oranger.

Dans chaque tasse on ajoutera quatre ou cinq gouttes d'éther. A deux heures de l'après-dînée, on vint me chercher de nouveau : la malade prend des crises nerveuses de peu de durée d'abord, mais qui augmentent sur le soir ; il y a de la sueur ; le sang semble quitter l'utérus pour se porter avec violence au cerveau. Vomissemens glaireux, perte des sens et de l'entendement ; on fait respirer des sels. Après la crise, pédiluves avec la moutarde ; saignée de huit onces. La nuit est agitée ; il n'y a pas eu de sommeil ; la malade a demandé souvent de l'eau froide ; elle croit que ses règles sont venues ; quelque chose la mouille : on examine, en effet, il n'y a point de sang, mais quelques mucosités ;

les organes de la génération sont tuméfiés extérieurement; ils sont douloureux; il y a constipation. La face est devenue jaune; la tête fait souffrir la malade, qui s'imagine que l'on a détaché son cerveau, et qu'on le remue dans sa boîte osseuse; gêne de la respiration. Ne redoutant pas, de ce genre d'hystérie, l'apoplexie, je voulus tenter le traitement homœopathique. Il faut en convenir, je ne pouvais guère trouver un sujet qui fût dans des conditions plus favorables. Pour dissiper l'inflammation que j'aurais pu craindre de voir porter sur le cerveau, j'administrai un centième de goutte de la teinture d'aconit, son action s'épuisant rapidement; au bout de cinq heures, je fis prendre un dix-millième de grain d'or; trois jours plus tard, aucun changement ne s'étant opéré, et surtout ne m'étant pas aperçu de l'aggravation des symptômes dont parle Hahnemann, et trouvant dans les symptômes produits de la pulsatille plus de ressemblance avec ceux de la maladie; un millième de goutte de sa teinture fût administré; le lendemain un grand mieux se fit remarquer, et peu de jours ensuite la bonne du curé fut rétablie.

Je livre cette observation toute entière à la méditation du lecteur; je ne veux point y joindre de réflexions; la cure heureuse qui en a été le résultat parle assez haut pour m'en dispenser. La ressemblance des symptômes que produit chez l'homme sain la coque lourde, avec ceux de la maladie que je viens de décrire, est du reste assez frappante.

CINQUIÈME OBSERVATION.

P***, cultivateur, domicilié à Péronne, canton de Lugny, arrondissement de Mâcon, étant allé passer quelques jours dans cette ville, voulut voir, d'un peu trop près, *si les plaisirs que l'on éprouve avec les femmes en dames sont différens de ceux que procurent les petits chapeaux mâconnais* (expressions de l'individu). Il ne tarda pas à savoir qu'ils étaient, si non différens pour le moment, du moins plus cuisans par la suite. Le dixième jour après son escapade, il vint me consulter. Voici l'état dans lequel je le trouvai : douleurs de tête, le teint pâle, les yeux fatigués, la conjonctive jaunâtre, la langue épaisse, de la douleur dans les lombes, les glandes de l'aine engorgées, des ulcères au gland, de la lassitude dans tous les membres, de l'ardeur dans le canal de l'urêtre, surtout lorsqu'il urine, point d'écoulement d'aucune nature. *Régime sévère, tisane de salsepareille, pansement des ulcères avec l'onguent mercuriel simple, mélangé avec le cérat de Galien; frictions avec la pommade mercurielle aux plis de l'aine; pilules de Seller, que le docteur Richard de Nancy emploie avec grand succès.* Je perds de vue mon malade pendant trois semaines, au bout de ce temps, j'ai de lui une seconde visite; il s'est opéré un changement, mais quel changement! la glande de l'aine du côté gauche est, non-seulement enflammée, mais il y a déjà de la fluctuation, l'orifice de l'urêtre est rongé par un chancre; il me dit ne pas avoir suivi mon traitement entièrement, s'être contenté de prendre mes pilules, avoir fait les frictions, n'avoir point pris de tisane, ni suivi le régime indiqué; il avait craint que ses parens s'aperçussent de sa maladie. Les raisons qu'il venait de me donner me décidèrent à employer, à son égard, le traitement homœopathique : point de frictions qui tachent le linge, de tisanes à préparer, le régime seulement à suivre. Après avoir ouvert le bubon, évacué le pus qui y était contenu, je fis panser la plaie avec de la charpie sèche; un dix-millième de grain de mercure noir oxydule, de Hahnemann, fut administré tous les matins, pendant quinze jours; une salivation, qui paraissait il est vrai être peu de chose, me fit suspendre ce moyen pendant dix jours; au bout de ce temps, j'administrai pendant huit jours encore, un dix-millième de grain tous les matins; je suspendis mon remède, et six semaines après, à dater du jour où j'ai commencé l'emploi du remède, les ulcères, la plaie du bubon, etc., tout a disparu. J'ai revu, trois mois après, mon malade qui se porte à merveille, et qui se promet bien de ne plus être aussi curieux.

L'emploi du mercure noir oxidule dans les maladies vénériennes n'est pas nouveau, depuis de longues années ce médicament est en honneur dans toute l'Allemagne; sa réputation est grande aussi en France. Seulement, il convient de l'employer à des doses moins fortes qu'on ne l'a fait jusqu'à présent. Cette dose était d'un demi-grain à quatre grains, à prendre dans la journée, tandis que Hahnemann l'administre quelquefois à des billionièmes et trillionièmes de grain; par ce moyen, on évitera les accidens trop nombreux, qui sont la suite des doses peu modérées des préparations mercurielles que l'on emploie journellement. M. Hufeland prétend que le mercure soluble est la plus active de toutes les préparations mercurielles. Voici

l'opinion de M. Plisson, auteur d'un Manuel es-
timé sur la maladie vénérienne : « Les auteurs
» français en ont peu parlé dans leurs ouvrages,
» et les praticiens ont montré, jusqu'à présent,
» une assez grande indifférence à son égard ;
» c'est cependant un excellent remède, qui ne
» mérite, certainement pas, l'oubli auquel il
» semble condamné, et dont, pour l'intérêt des
» malades, on doit souhaiter de le voir se re-
» lever (1). » Le mercure noir à dose homœopathique a guéri certainement l'individu qui fait
le sujet de cette observation. Une autre préparation mercurielle aurait, je le présume, fait
cesser les symptômes que j'ai indiqués. A savoir,
maintenant, si la guérison aurait été opérée aussi
promptement ; si elle aurait été bien radicale ;
si le malade ne se serait pas senti, plus tard,
de l'emploi du mercure, comme cela se voit
journellement. En attendant, j'ai obvié à ce dernier inconvénient, en donnant à une petite dose
ma préparation mercurielle. J'enregistre donc
un fait ; le temps, cet ami sûr de l'expérience,
nous apprendra le reste.

(1) Siphiliographie de Plisson. Paris, 1825.

SIXIÈME OBSERVATION.

Le 4 juillet 1832 je fus appelé pour voir la la fille du nommé Guénon, cordonnier à St.-Oyen, commune de Montbelley, canton de Lugny. Cette femme, mariée depuis deux mois, me présenta les symptômes suivans : Douleurs de tête, surtout à la partie postérieure du crâne, langue jaunâtre, face décolorée, pourtour des yeux cyanosés, globe de l'œil terne, douleurs dans le bas-ventre, dans les reins, vomissemens glaireux, l'estomac ne peut rien supporter, la malade a de nombreuses défaillances, des bâillemens fréquens, de la diarrhée, du froid à toutes les extrémités, désir des boissons froides, toux sèche, etc. A cette époque, le choléra faisant de grands ravages dans plusieurs départemens voisins de celui de Saône-et-Loire, ce mot, d'odieuse mémoire, était dans toutes les bouches ; le salut que l'on faisait au médecin était : bonjour, docteur, que dites-vous du choléra ? est-il bientôt chez nous ? Je l'avoue, la tête farcie de choléra, je crus voir chez cette jeune femme ce que quelques médecins désignaient sous le nom de cholérine. Je fis envelopper toutes les extrémités avec du coton cardé, recouvert de toile cirée ; les boissons chaudes et les opiacés : voilà quels furent mes moyens. De retour chez moi, je réfléchis à ma malade et ne trouvai bientôt plus de choléra ni cholérine, mais tous les symptômes qui accompagnent les premiers mois de la grossesse ; plus tranquille, je fus le lendemain voir cette jeune femme qui se trouvait dans le même état que la veille. Reconnaissant, dans la plupart des symptômes qui persistaient, et que j'ai énumérés plus haut, les phénomènes de l'ipeka chez l'homme sain, homœopathiquement, j'eus recours à la teinture d'ipeka ; je fis prendre, en quatre doses, un mélange fait avec

Eau distillée . . . . . . 1 once.
T. d'ipeka . . . . 2 gouttes.

Le soir, les vomissemens cessèrent ; le lendemain à ma visite, ma jeune malade se trouvait mieux, et à trois jours de-là j'eus le plaisir de la voir entièrement guérie.

A coup sûr, nous devons la cessation de tous les symptômes à l'administration de mes deux gouttes de teinture d'ipeka. Comment ont-elles agi ? il faudrait être de bien mauvaise foi ou bien ignorant des symptômes que produit l'ipeka chez l'homme sain, pour ne pas reconnaître que la guérison est due à la similitude des symptômes de l'ipeka avec ceux de la maladie dont je viens de parler. Une question que l'on doit m'adresser, et à laquelle je trouve l'occasion de répondre, est celle-ci : Pourquoi n'administrez-vous pas vos médicamens à doses homœopathiques, comme le prescrit Hahnemann, et sans mélange ? Je dois faire remarquer, 1.º que l'agent que j'emploie en mélange est toujours d'une action nulle; 2.º qu'il ne faut pas trop, dans le début, se roidir contre les habitudes et les préjugés. Une idée bien fausse, et qui cependant n'est que trop généralement répandue, c'est que l'on ne peut guérir si l'on ne prend une grande quantité de médicamens, à tel point que jadis, faisant de la médecine ordinaire, je me suis vu obligé, pour conserver mes cliens, de remplir leurs poches de paquets, de fioles, etc. Sans cette précaution, ils ne seraient plus venus me consulter. Il n'est pas grand médecin, auraient-ils dit : il ne sait qu'ordonner. Aujourd'hui encore je me vois obligé de prescrire des boissons qui sont d'une action nulle, car le médecin a, entr'autres, deux choses à surveiller, le mal et le moral de l'individu. 3.º Hahnemann aurait commis une grave inconséquence s'il eût dit aux médecins : Vous n'emploierez telle substance qu'à un centième ou billionième de grain. Aussi n'a-t-il point ce reproche à s'adresser. Administrez votre médicament à des doses minimes, mais que vous varierez suivant les sexes, les tempéramens, les âges, les individus, les maladies, etc.; c'est tout ce qu'il a pu et dû dire; au surplus, un argument pour irrésistible, c'est que j'ai guéri ma malade entièrement, et cela en bien peu de temps.

SEPTIÈME OBSERVATION.

Dans la nuit du 28 au 29 août 1832, le nommé *Mulcet*, meunier, ancien maire de la commune de Cruzilles, département de Saône-et-Loire, voulant descendre par une échelle de son fenil, fit une chute sur le dos (hauteur de quinze pieds); il n'eut pas la force de se relever, et appela son garçon qui, l'ayant porté dans un lit, vint me demander de l'eau d'*arquebuse*, et me prier d'aller voir son maître. A ma visite, cet homme, qui paraît fortement constitué, gros et court, âgé de cinquante ans, peut à peine parler; il lui est impossible de se tenir couché sur le dos; il y a des crachemens de sang, les membres sont comme brisés; cependant, il n'y a ni fractures, ni plaies, ni contusions; la partie postérieure du tronc, qui a frappé la première le sol, ne présente rien de remarquable.

Diète la plus sévère, vingt sangsues le long de la colonne vertébrale, larges cataplasmes résolutifs, boissons mucilagineuses. Ne voyant aucun mieux sensible de l'emploi de ces moyens, j'eus recours à la méthode homœopathique. Parmi les médicamens qui convenaient à ce cas, je choisis l'arnique; emploi de *la teinture en frictions à l'extérieur, et à une dose extrêmement minime à l'intérieur.* L'effet fut surprenant; les crachemens de sang, qui étaient peu considérables, sont plus fréquens le lendemain du jour qui suivit l'administration du remède; mais ils ne tardèrent pas à diminuer insensiblement, et enfin, à ne plus reparaître. Huit jours après, je vis à Lugny, endroit distant d'une lieue de son village, ce monsieur, qui me dit ne plus rien sentir.

———

Je n'ai pas besoin de m'étendre beaucoup sur la substance dont l'emploi fut, en quelque sorte, une petite fortune pour l'individu qui fait le sujet de cette observation. Je ne suis guère partisan des remèdes de commères, en ce qu'ils produisent le plus souvent l'effet contraire de celui que l'on attend d'eux, mais je ne puis non plus révoquer en doute la spécificité de quelques-uns, de celui-ci par exemple. Ce serait fermer les yeux pour ne pas voir. Ce médicament, souvent employé par le peuple, lui a fait donner le nom de *panacea lapsorum*. Les auteurs sont d'accord sur son mode d'action qui est de déterminer une forte commotion qui jette le cerveau dans la stupeur ; cet effet, que l'on semble craindre, doit porter à l'employer homœopathiquement dans les cas du genre de celui que je viens de relater, *similia similibus*. Je n'énumèrerai point les symptômes qu'il produit chez l'homme sain et dont j'ai fait l'expérience, ce serait en quelque sorte répéter l'article *arnica* de l'examen de la méthode curative nommée homœopathique.

La guérison est-elle due aux sangsues et aux cataplasmes résolutifs, ou à l'arnique ? je dois à ma conscience médicale de dire qu'elle est le résultat de l'arnica, mais aussi je crois que l'émission sanguine, bien loin d'avoir été défavorable, n'a fait que préparer la guérison effectuée à l'aide du remède homœopathique.

———

HUITIÈME OBSERVATION.

Le nommé ***, maître maçon, propriétaire à Lugny, Saône-et-Loire (je n'ai jamais su son nom, la guérison ayant été rapidement opéré ; je ne l'ai point demandé, mais il est le seul maître maçon qui soit au chef-lieu,) tombe malade un samedi soir du mois de septembre ; sa femme, qui vint me chercher me dit qu'il vomissait beaucoup. Elle attribuait la maladie de son mari à un excès de travail. Lorsque je me présentai, le malade était couché ; à chaque instant il faisait des efforts pour vomir, les matières vomies étaient liquides, claires comme de l'eau ; aussitôt que le vomissement le lui permettait, le besoin de dormir se faisait sentir. Point d'appétit ni de soif, si ce n'est pour les choses acides. Le ventre étant tendu, besoin fréquent d'aller à la chaise, les selles étaient diarrhéiques, blanchâtres, floconneuses, un peu de fièvre dans le moment (c'était le soir) de la transpiration au front, la poitrine est oppressée, l'urine est rougeâtre, trouvant chez cet individu la plupart des symptômes que produit le tartre stibié. Un millième de grain de ce médicament fut administré. Voulant en suivre les effets, je fus chez mon malade. Deux vomissemens à une heure de distance se firent remarquer après la prise du remède, le malade dormit très-bien toute la nuit. La diarrhée ne se fit plus sentir ; le malade demanda à manger, ce qui lui fut refusé, et après trois jours de convalescence il reprit ses occupations. Un mois après, voulant se charger une pierre un peu lourde, il sentit une douleur assez violente au cou; vingt sangsues furent placées sur le point douloureux avec un cataplasme fait avec la rose, la mie de pain et le vin. Cette fois je ne le vis pas; sa femme vint pendant mon absence chercher les sangsues ; le lendemain il était parfaitement rétabli de sa dernière indisposition, la première n'ayant plus reparu.

Cette observation est, je l'espère, un beau soufflet donné à la doctrine du contre-stimulus.

OBSERVATIONS.

Au mois de mai 1832, j'eus la visite de la femme Babout, demeurant à Lugny; une fièvre intermittente la fatiguait beaucoup depuis quelque temps. Administration d'un millième de goutte de la teinture spiritueuse du quina ; le surlendemain, même médication ; le cinquième jour, un centième de goutte ; au bout de huit jours, guérison complète.

Mademoiselle ***, tailleuse, amie de la femme Babout, vint me consulter à la même époque que cette dernière, pour une fièvre semblable. Deux doses chez cette jeune personne ont suffi pour la rétablir entièrement.

La belle-fille de Jean Bury, riche fermier de

St.-Oyen , commune de Montbley , canton de Lugny ;

Un jeune cordonnier du même hameau;

La fille du sieur Luquet, cordier, demeurant également à St.-Oyen ,

Puget, propriétaire de Mirande et une jeune fille recommandée par M. Laoustonno , maire de Péronne , homme philanthrope , ami vrai et désintéressé de ses administrés, qui le vénèrent comme un père, doivent tous leur guérison au quinquina à doses homœopathiques. Par exemple : la dernière, à une seule ; Puget, à deux ; la fille du sieur Luquet, à deux également ; le cordonnier , à trois , et la belle - fille du sieur Bury, à une dose.

Si j'énumère mes succès , je dois à la vérité de révéler mes revers. Ainsi , la fille Vallier, de Collongettes , hameau de Lugny , a pris aussi pour une fièvre qui me paraissait présenter les mêmes symptômes que ceux du quina, la teinture spiritueuse de cette écorce ; plus tard, l'arsenic à doses homœopathiques a été également employé, et ma malade n'a été réellement guérie qu'après deux applications de sangsues aux cuisses.

Je n'ai pas réussi non plus chez un nommé

Demigneux, de Fissy, chez lequel j'ai employé le fer, etc.

———

Chez les neuf individus que je viens de nommer, tous avaient également une fièvre intermittente ; chez sept seulement elle a cédé au régime et au quinquina administré à doses homœopathiques, comme on l'a vu chez quelques-uns ; il a fallu revenir à une seconde et même à une troisième administration du remède. Est-ce à la propriété que grand nombre d'auteurs assignent au quinquina de guérir la périodicité et l'intermittence qu'est due la guérison de mes malades ? je ne le pense pas ; cette idée est absurde. Si vous guérissez seulement la périodicité et l'intermittence, la maladie, la fièvre vous restera encore. Tous les jours on voit des épilepsies et nombre de maladies périodiques dont le quina ne triomphe pas. Suivant moi, cette substance n'est véritablement un spécifique de la fièvre intermittente que lorsque celle-ci présente les symptômes de la fièvre du quina. Je fonde ce raisonnement sur ce que, par exemple, durant la guerre continentale, où, manquant de quinquina, on eut recours à d'autres substances qui guérirent des fièvres intermittentes qui jusque-là avaient résisté au quinquina ; ainsi le régime, les narcotiques, les vomitifs, les purga-

tifs , les amers, les astringens, les aromatiques ,
les excitans, etc., ont terminé quelquefois des
fièvres intermittentes : raisonnablement on ne
voudra pas soutenir que les substances tirées de
ces différentes classes aient toutes des rapports
de propriété avec le quinquina ; mais on avan-
cera, sans crainte d'être démenti, que les médicamens avaient, par les symptômes qu'ils produisent chez l'homme à l'état normal, le plus
grand rapport de similitude avec ceux de la
fièvre intermittente qu'ils ont guerie. Je conclus
donc de-là que le quinquina n'est pas le spécifique de tous les genres de fièvres intermittentes, qu'il en est où il ne fera rien ; par conséquent,
que le médecin, s'il veut guérir, sera obligé souvent de chercher son spécifique chez une autre
substance. En parcourant cet écrit, le lecteur
dira : C'est une maladie chez l'homme ; bien ou
mal, il faut qu'il fasse du raisonnement. J'en
conviens, c'est un faible que je reproche aux
autres et dans lequel je suis tombé moi-même
quelquefois ; je ne puis cependant citer des faits
sans chercher (la guérison opérée) à m'en rendre compte ; si je fais mal, faites mieux.

> Écrive qui voudra, chacun à ce métier
> Peut perdre impunément de l'encre et du papier.
>
> BOIL., Sat. IX.

Mon intention était de faire suivre les observations qui précèdent de quelques réflexions; j'abandonne cette idée. Médecin homœopathe! je dois savoir me taire. Je ne puis oublier que notre règne est celui de l'empirisme, que nous ne faisons, en quelque sorte, que fonder encore une base sur laquelle reposera un jour une théorie que l'on appellera, à juste titre : *Le résultat des faits réduits en principes.*

Si, pour le moment, *publier et répandre* sans commentaires les faits que j'ai recueillis, est mon seul devoir, je puis au moins répondre aux reproches que la basse jalousie adresse à notre victorieuse méthode. Je vais, dans l'intérêt de la science, examiner quelques-uns d'entre eux avec un soin scrupuleux. Cette méthode doit-elle rendre inutile au médecin l'étude de l'anthropotomie? La chute du boehraavisme, qui a régné long-temps dans nos écoles, a démontré assez clairement que des connaissances très-superficielles en anatomie étaient suffisantes pour le médecin qui se livre exclusivement au traitement des maladies dont le siége n'est pas directement soumis à l'action de nos sens; ce n'est pas que je veuille dire aux élèves, négligez l'anatomie, loin de moi cette pensée. En anatomie surtout, il faut étudier beaucoup, savoir beaucoup, pour, au bout de quelques années de pratique, ne pas avoir tout oublié. Au surplus, vous n'êtes pas seulement médecin; vous n'irez pas, au dix-neuvième siècle, s'il se présente à vous une maladie chirurgicale qui réclame l'action de la main seule ou armée d'un instrument, dire à votre client : Allez trouver un chirurgien, je ne connais pas l'anatomie. Voudriez-vous vous trouver dans l'obligation de ne pouvoir être utile au malheureux, sur lequel plane un odieux soupçon, lorsque la justice vengeresse de la société réclamera le tribut de vos lumières ? Non. Vous étudierez donc l'anatomie, car elle vous sera tous les jours d'un grand secours pour porter un pronostic certain sur la terminaison de votre maladie. La connaissance de la situation des organes, de leur structure, vous sera des plus nécessaires pour l'appréciation des symptômes, qui sont d'un grand poids chez le médecin homœopathe. On le voit, l'anatomie sera toujours, pour nous, la science première que devra cultiver avec soin le jeune adepte qui veut, un jour, exercer avec fruit toutes les branches de l'art de guérir. La médecine homœopathique aura également cet avantage marqué sur les systèmes de Brown et de Broussais, qui dispensent, en quelque sorte, de l'étude de la science la plus vraie et la plus positive.

Hippocrate le premier sentit le besoin de l'observation, il en fit la base de la science médicale; tant qu'il vécut, cette méthode seule vraie
produisit les résultats les plus heureux. Après
le médecin de Cos, le besoin né avec l'homme,
et que je ne puis définir autrement que la
manie de vouloir tout expliquer, le conduisit à
oublier les leçons de l'expérience pour bâtir
dans le vague, et contenter ainsi sa fantasque
imagination. Galien, que l'on a surnommé à
juste titre le prince des théoristes, comme
Hippocrate celui des observateurs, joignant à
un savoir immense, à un génie prodigieux, un
amour-propre peu ordinaire, qui ne pouvait lui
permettre de suivre la route sûre, mais un peu
lente de ses prédécesseurs, devait nécessairement être porté à contraindre les faits, à se
plier à des raisonnemens pour la plupart er-
ronés : « Qu'on se figure Galien avec sa manie
» des abstractions, son amour des théories, son
» penchant pour les explications à formes géo-
» métriques (science qui lui était très-familière);
» — et on aura une idée de son système. —
» Ruiné dans sa base, ruiné dans ses dévelop-
» pemens, il n'a dû sa prodigieuse influence
» qu'à la faiblesse des âges suivans, et au faux
» éclat qu'il tirait des sciences étrangères à la

» médecine (1). » Ses successeurs suivirent, les uns, son système; les autres, ne s'en contentant pas, furent chercher ailleurs. De cette époque, date en médecine le règne de la philosophie, du mécanisme, de la chimie, de la physique, des mathématiques, etc. Enfin, parurent les physiologistes et les anatomico-pathologistes.

Que fera-t-on de l'anatomie pathologique? Les médecins, dans les derniers temps, voyaient dans les dégénérescences organiques le point de départ, l'agent producteur des phénomènes morbides; combien ils se trompaient. Ce n'est point la terminaison de la maladie qu'il faut connaître à cette époque; il n'est malheureusement plus temps d'étudier. C'est l'affection première qu'il faut poursuivre; c'est elle qui, semblable dans ses changemens au perfide caméléon, après avoir varié de forme, de nature, etc., entraîne le malade au tombeau. A l'ouverture du cadavre, que trouverez-vous? une altération du tissu des organes, qui ne vous apprendra rien sur la maladie première (2). « Telle dégé-
» nération organique, constamment la même

(1) Blaquière, *Biographie médicale. Journal compl. du Dict. des sciences médicales.*

(2) MM. Ladevèze et Monfalcon, Mémoire qui a remporté le prix sur cette question : *Déterminer l'influence de l'anatomie pathologique sur les progrès de la médecine en général*, etc. etc.

» partout où elle existe, peut succéder cepen-
» dant à plusieurs maladies de nature très-di-
» verse; ainsi, les tubercules dans le poumon,
» naissent à la suite du scorbut, des scrofules,
» de la syphilis. » Bayle disait que *les lésions
cadavériques sont ce qu'il y a de moins impor-
tant à considérer.* « On ne peut attendre de
» cette science d'utiles résultats, qu'en la liant
» intimement à l'exploration des symptômes et
» du génie des maladies. La nature des objets
» dont elle traite, ne lui assigne qu'un rang
» secondaire; s'il fallait, ce qui n'est point
» obligatoire, faire un choix entre elle et l'ob-
» servation clinique, celle-ci devrait obtenir la
» préférence. L'empirique qui découvre un mé-
» dicament utile; l'homme de génie qui, aidé
» par l'expérience, imagine une méthode thé-
» rapeutique heureuse, ou fait connaître une
» loi pathologique ignorée, sont plus utiles à la
» médecine et à la société, que celui dont le
» scalpel poursuit les lésions organiques dans
» les tissus divers de l'économie animale, et fait
» la conquête d'une espèce inconnue de dégéné-
» rations (1). » Disons-le, jusqu'à présent l'anatomie pathologique n'a pas été d'une très-grande
utilité au traitement des maladies; elle a trompé,

(1) Mémoire cité de MM. Monfalcon et Ladevèze.

sur la nature des affections morbides, un grand nombre de ses adorateurs. Le médecin homœopathe, qui ne demande que la vérité, ne devra donc s'en servir que pour l'exploration des symptômes. Pendant qu'en France, les médecins étaient entièrement occupés de la doctrine Broussais, un illustre habitant de la Germanie forçait, par ses expériences répétées sur l'homme sain, cette nature si discrète à se confier à lui. Fallait-il croire sur parole cet homme extraordinaire, et suivre machinalement la nouvelle route qu'il venait de tracer à l'art de guérir ? Non ! mille fois non ! Dans un art où il s'agit de la conservation de l'homme, l'expérience seule pouvait et devait prononcer. Les observations que je viens de citer disent assez en quel sens cette fille du temps et de l'esprit de discernement a parlé. Voyez mon côté, disait Jésus-Christ à l'incrédule Thomas, et croyez. Étudiez, observez, expérimentez vous-même, et vous jugerez, vous dit Hahnemann. Certes, vous ne vous refuserez pas à l'évidence : si cela était, il ne faudrait pas comparer votre incrédulité à celle de Thomas, mais à la plus insigne mauvaise foi.

FIN.